Optimiza la Salud de su Cerebro:

Una Guía Práctica para Prevenir la Neurodegeneración y Mejorar la Función Cognitiva

Escrito por: Dra. Mabel López

ISBN: 9798339306085

Para más información, visite: www.Mabc.co

Tabla de contenidos

Introducción 4

Capítulo 1: El poder del ejercicio para la salud del cerebro 7

    La conexión entre el cerebro y el ejercicio... 7

    Comenzar un programa de ejercicios de manera segura 8

    Ejercicio para mantener el equilibrio y la estabilidad........................... 8

    Incorporar el ejercicio a tu rutina diaria 9

Capítulo 2: Nutrir el cerebro a través de la dieta.. 12

    El papel de la dieta en la salud del cerebro.. 12

    Nutrientes clave para la función cerebral.. 12

    Evitar los alimentos que dañan la salud del cerebro........................... 13

    Salud del corazón y del cerebro.. 14

    Consejos prácticos para una dieta saludable para el cerebro.............. 15

Capítulo 3: El impacto del alcohol en la salud del cerebro 17

    El alcohol y la función cognitiva 17

    Los riesgos del consumo excesivo de alcohol 18

    Síndrome de Wernicke-Korsakoff 18

    El papel de la tiamina en la salud del cerebro..................................... 19

    Recomendaciones para el consumo de alcohol................................... 20

Capítulo 4: Estimulando tu cerebro a través de la actividad mental 22

    La importancia de la estimulación mental.. 22

    Tipos de actividades mentales desafiantes... 23

    Evitar las tareas de memoria memorística 24

    Incorporar la estimulación mental a tu rutina....................................... 24

Capítulo 5: El poder de la actividad social para la salud del cerebro.............27

    La importancia del compromiso social 27

    El impacto de la actividad social en la salud del cerebro..................... 28

    Consejos prácticos para mantenerse socialmente activo.................... 29

    Superar las barreras para la participación social................................. 30

Capítulo 6: Dominar la higiene del sueño para una cognición óptima y la prevención de la demencia 32

Establecer un horario de sueño constante 32

Pautas de dieta y bebida 33

Crear un entorno propicio para el sueño 34

Rituales y técnicas antes de dormir 35

Manejo de la vigilia nocturna 36

El impacto del tiempo de pantalla en el sueño 36

Cuándo buscar consejo médico 37

Capítulo 7: Mantenerse libre de estrés para una salud cerebral óptima 38

Comprender el impacto del estrés crónico 38

Técnicas efectivas de manejo del estrés 38

Creando un estilo de vida equilibrado 40

Capítulo 8: La importancia de los chequeos médicos regulares para una salud cerebral óptima 43

El papel de los chequeos médicos regulares 43

Condiciones clave que afectan la función cerebral 43

Causas reversibles de la pérdida de memoria 46

Gestión proactiva de la salud 47

Conclusión 49

Introducción

En este libro, exploraremos estrategias fundamentales para optimizar la salud cerebral, prevenir la neurodegeneración y mejorar la calidad del envejecimiento. Nuestro enfoque estará en recomendaciones prácticas, basadas en evidencia científica, que pueden marcar una diferencia significativa en el mantenimiento de la función cognitiva y su bienestar general.

Capítulo 1: Ejercicio para la Salud Cerebral

Comenzaremos con el poder transformador del ejercicio. La actividad física no solo es buena para el cuerpo, también es esencial para el cerebro. Se ha demostrado que el ejercicio aumenta la cantidad de células cerebrales, mejora la función cognitiva y apoya la resiliencia mental. Discutiremos cómo incorporar el ejercicio en tu rutina diaria de manera segura y efectiva, con un enfoque particular en adaptar actividades para personas con problemas de equilibrio.

Capítulo 2: Dieta y Nutrición

En el Capítulo 2, profundizaremos en el papel de la dieta en la salud cerebral. Los alimentos que eliges pueden tener un impacto profundo en la función cognitiva y la salud cerebral en general. Exploraremos los beneficios de consumir alimentos ricos en vitamina E, ácidos grasos Omega-3 y antioxidantes, evitando aquellos con un alto índice glucémico. También enfatizaremos la importancia de una dieta saludable para el corazón y una ingesta adecuada de proteínas para la producción de neurotransmisores, aclarando qué alimentos evitar para proteger tu cerebro.

Capítulo 3: El Impacto del Alcohol en la Cognición

El consumo de alcohol tiene una relación compleja con la salud cerebral. En el Capítulo 3, examinaremos los efectos del alcohol en la cognición, incluyendo su papel en la demencia y el riesgo de condiciones como el síndrome de Wernicke-Korsakoff. Ofreceremos pautas para un consumo moderado de alcohol y discutiremos cómo el abuso de alcohol puede contribuir al deterioro cognitivo a largo plazo.

Capítulo 4: Participación en Actividades Mentales

Mantener el cerebro activo es crucial para la salud cognitiva. El Capítulo 4 se centrará en la importancia de la estimulación mental a través de actividades desafiantes. Proporcionaremos estrategias para integrar tareas complejas en tu rutina, desde rompecabezas y juegos hasta el aprendizaje de nuevas habilidades, y explicaremos cómo estas actividades promueven la conectividad y la resiliencia cerebral.

Capítulo 5: El Poder del Compromiso Social

La interacción social no solo es agradable, sino vital para mantener la salud cognitiva. En el Capítulo 5, exploraremos cómo el compromiso social regular con amigos y familiares puede prevenir el deterioro cognitivo y mejorar el bienestar general. Discutiremos formas prácticas de mantenerse socialmente activo y los beneficios de mantener conexiones personales sólidas.

Capítulo 6: Higiene del Sueño para una Función Cerebral Óptima

Dormir bien es esencial para la salud cognitiva. El Capítulo 6 ofrecerá pautas exhaustivas sobre cómo mantener una higiene del sueño efectiva. Cubriremos la importancia de un horario de sueño consistente, evitar estimulantes, crear un entorno de descanso adecuado y el papel de los estudios del sueño en el diagnóstico y tratamiento de trastornos del sueño que pueden afectar la función cerebral.

Capítulo 7: Manejo del Estrés

El estrés crónico puede tener un impacto significativo en la memoria y en la salud cerebral en general. En el Capítulo 7, discutiremos estrategias para reducir el estrés, que incluyen identificar y manejar los factores estresantes, practicar técnicas de relajación y priorizar el tiempo personal. Exploraremos cómo el manejo del estrés puede mejorar la función cognitiva y la calidad de vida.

Capítulo 8: La Importancia de los Chequeos Médicos Regulares

Finalmente, en el Capítulo 8, enfatizaremos la necesidad de chequeos médicos regulares para mantener la salud cognitiva. Discutiremos cómo condiciones como la apnea del sueño, la presión arterial alta, la diabetes, los trastornos de la tiroides, las deficiencias de vitamina B12 y D, y los efectos secundarios de los medicamentos pueden afectar la función cerebral. Las evaluaciones regulares y la gestión proactiva de la salud son clave para prevenir y abordar eficazmente los problemas cognitivos.

Este libro está diseñado para ser flexible y accesible. Puedes elegir leerlo de principio a fin, lo que te permitirá construir una comprensión integral de cada aspecto de la salud cerebral, o puedes ir directamente a los capítulos que más te interesen. Cada capítulo está diseñado para ser independiente, por lo que siéntete libre de explorar las secciones que resuenen con tus necesidades e intereses actuales.

A través de este libro, obtendrás conocimientos valiosos y herramientas prácticas para apoyar tu salud cerebral y mejorar tu calidad de vida. Emprendamos juntos este viaje, empoderándonos con conocimientos y acciones que contribuyen a una mente más saludable y vibrante.

Capítulo 1: El poder del ejercicio para la salud del cerebro

El ejercicio es una piedra angular de un estilo de vida saludable y un factor esencial para optimizar la salud del cerebro y prevenir enfermedades neurodegenerativas como la demencia. Los beneficios de la actividad física van mucho más allá de la forma física; Desempeña un papel crucial en el mantenimiento y la mejora de la función cognitiva a medida que envejecemos. Este capítulo explora por qué el ejercicio es tan vital para la salud del cerebro y proporciona consejos prácticos sobre cómo incorporarlo a su vida de manera segura.

La conexión entre el cerebro y el ejercicio

Se ha demostrado que la actividad física regular tiene un impacto positivo en la salud del cerebro de varias maneras. Uno de los beneficios más significativos es su capacidad para aumentar el número de células cerebrales. El ejercicio estimula la producción del factor neurotrófico derivado del cerebro (BDNF), una proteína que favorece el crecimiento, la supervivencia y la diferenciación de las neuronas. Esta neurogénesis, o la creación de nuevas células cerebrales, ayuda a mantener y mejorar las funciones cognitivas, incluida la memoria y el aprendizaje.

Las investigaciones han demostrado que las personas que realizan ejercicio regularmente tienen un menor riesgo de desarrollar deterioro cognitivo y afecciones neurodegenerativas.

El ejercicio promueve un mejor flujo sanguíneo al cerebro, lo que mejora el suministro de oxígeno y nutrientes esenciales para la salud del cerebro. También reduce la inflamación y el estrés oxidativo, ambos relacionados con enfermedades neurodegenerativas.

Comenzar un programa de ejercicios de manera segura

Antes de embarcarse en una nueva rutina de ejercicios, es crucial consultar con un médico, especialmente si tiene condiciones de salud o preocupaciones existentes. Un proveedor de atención médica puede evaluar su estado de salud individual y brindarle recomendaciones adaptadas a sus necesidades y limitaciones específicas.

Para las personas que son nuevas en el ejercicio o tienen ciertas condiciones médicas, es recomendable comenzar lentamente y aumentar gradualmente la intensidad de los entrenamientos. Los ejercicios de bajo impacto, como caminar, andar en bicicleta o nadar, son excelentes opciones para los principiantes. Estas actividades proporcionan beneficios cardiovasculares sin ejercer una presión excesiva sobre el cuerpo.

Ejercicio para mantener el equilibrio y la estabilidad

Para aquellos con problemas de equilibrio o tendencia a caerse, es crucial incorporar ejercicios que se centren en mejorar el equilibrio y la estabilidad. Los ejercicios en silla y los

entrenamientos en la piscina ofrecen una alternativa más segura para las personas con riesgo de caídas. Los ejercicios en silla se pueden realizar mientras se está sentado, lo que reduce el riesgo de caídas y al mismo tiempo proporciona un entrenamiento beneficioso. Los ejercicios en la piscina, o aeróbicos acuáticos, ofrecen apoyo y resistencia, lo que los hace ideales para mejorar la fuerza y el equilibrio sin riesgo de lesiones.

Estas formas de ejercicio son efectivas para mejorar la fuerza muscular, la flexibilidad de las articulaciones y la estabilidad general, lo que puede ayudar a reducir el riesgo de caídas y lesiones relacionadas. Además, la flotabilidad del agua reduce el impacto en las articulaciones, lo que hace que los ejercicios en la piscina sean adecuados para personas con artritis u otros problemas articulares.

Incorporar el ejercicio a tu rutina diaria

Incorporar el ejercicio a tu rutina diaria no tiene por qué ser una tarea desalentadora. Estos son algunos consejos prácticos que te ayudarán a empezar:

1. **Establezca metas realistas**: Comience con metas manejables, como 10 a 15 minutos de ejercicio al día, y aumente gradualmente la duración a medida que se sienta más cómodo.

2. **Encuentre actividades que disfrute: Elija** actividades que le resulten agradables y atractivas. Ya sea que se trate de bailar, hacer senderismo o jardinería, encontrar alegría en su rutina de ejercicios hará que sea más fácil seguirla.

3. **Hazlo social**: El ejercicio puede ser más agradable cuando se hace con otras personas. Únase a una clase, encuentre un compañero de entrenamiento o participe en actividades grupales para mantenerse motivado y responsable.

4. **Mantente constante**: La constancia es clave para cosechar los beneficios del ejercicio. Trate de hacer al menos 150 minutos de ejercicio de intensidad moderada por semana, según lo recomendado por las pautas de salud.

5. **Escucha a tu cuerpo**: Presta atención a cómo responde tu cuerpo al ejercicio y ajusta tu rutina según sea necesario. El descanso y la recuperación son componentes esenciales de un régimen de ejercicio equilibrado.

Conclusión

El ejercicio es una herramienta poderosa para optimizar la salud del cerebro y prevenir la neurodegeneración. Al aumentar el número de células cerebrales, mejorar el flujo sanguíneo y reducir la inflamación, la actividad física regular contribuye a la resiliencia cognitiva y al bienestar general. Siempre consulte con un proveedor de atención médica antes de comenzar un nuevo programa de ejercicios y elija actividades que se adapten a sus necesidades y habilidades individuales. Acepte el impacto positivo del ejercicio en la salud de su cerebro e incorpórelo a su vida diaria para apoyar el envejecimiento saludable y la vitalidad cognitiva.

Capítulo 2: Nutrir el cerebro a través de la dieta

La dieta es fundamental para mantener la salud del cerebro y la función cognitiva. Lo que comes no solo afecta tu bienestar físico, sino que también tiene un profundo impacto en la agudeza mental y la prevención de enfermedades neurodegenerativas. Este capítulo explora recomendaciones dietéticas que apoyan la salud del cerebro y consejos prácticos para optimizar su dieta.

El papel de la dieta en la salud del cerebro

Una dieta bien equilibrada puede mejorar la función cerebral, mejorar la memoria y ayudar a prevenir el deterioro cognitivo. Por el contrario, las malas elecciones dietéticas pueden contribuir a la inflamación, la formación de placa y las afecciones neurodegenerativas.

Nutrientes clave para la función cerebral

1. **Vitamina E**: La vitamina E actúa como un poderoso antioxidante que ayuda a proteger las células cerebrales del daño oxidativo. Los alimentos ricos en vitamina E, como las batatas, el germen de trigo y las almendras, pueden apoyar la función cognitiva y mitigar el deterioro cognitivo relacionado con la edad.

2. **Ácidos grasos omega-3**: Esenciales para mantener la estructura y función del cerebro, los ácidos grasos omega-3 se encuentran en altas concentraciones en el salmón salvaje y las nueces. Los omega-3 ayudan a reducir la inflamación, apoyan la integridad de las membranas de las células cerebrales y mejoran el rendimiento cognitivo.

3. **Antioxidantes**: Los antioxidantes combaten el estrés oxidativo y la inflamación, protegiendo el cerebro del daño. Las frutas y verduras, especialmente las bayas, las verduras de hoja verde y las verduras coloridas, son excelentes fuentes de antioxidantes. Incluir una variedad de estos alimentos en su dieta puede apoyar la salud del cerebro y la vitalidad cognitiva.

4. **Proteína**: La proteína es crucial para la producción de neurotransmisores, que son sustancias químicas que facilitan la comunicación entre las células cerebrales. La ingesta adecuada de proteínas de fuentes como carnes magras, pescado, legumbres y frutos secos favorece la síntesis de neurotransmisores y la función cerebral en general.

Evitar los alimentos que dañan la salud del cerebro

1. **Alimentos de alto índice glucémico**: Los alimentos con un alto índice glucémico, como las papas blancas, el azúcar y

los postres, pueden causar picos rápidos en los niveles de azúcar en la sangre. Estas fluctuaciones pueden promover la formación de placa en el cerebro, que está relacionada con el deterioro cognitivo. Opte por alimentos de bajo índice glucémico, como verduras sin almidón, legumbres y nueces para ayudar a mantener estables los niveles de azúcar en la sangre.

2. **Aceites de semillas**: Los aceites de semillas, incluidos los de maíz, soja y girasol, tienen un alto contenido de ácidos grasos omega-6 y pueden contribuir a la inflamación. Como estos aceites pueden permanecer en el cuerpo durante unos siete años, pueden tener efectos inflamatorios a largo plazo. En su lugar, elija grasas saludables de fuentes como aguacates, aceite de oliva y nueces, que pueden reducir la inflamación y apoyar la salud en general.

Salud del corazón y del cerebro

Una dieta saludable para el corazón es esencial para la salud del cerebro. La salud de su sistema cardiovascular afecta la función cerebral, por lo que es importante apoyar ambos sistemas. Enfoque en:

- **Proteínas magras**: Incorpore proteínas magras como aves, pescado y legumbres para apoyar la producción de neurotransmisores y la salud general del cerebro.
- **Grasas saludables**: Incluya fuentes de grasas saludables como aguacates, aceite de oliva y nueces, que promueven la salud cardiovascular y cognitiva.

Consejos prácticos para una dieta saludable para el cerebro

1. **Planifique comidas equilibradas**: Asegúrese de que cada comida incluya una variedad de nutrientes, como verduras, frutas, proteínas magras y grasas saludables.
2. **Mantente hidratado**: Una hidratación adecuada es vital para una función cerebral óptima. Bebe mucha agua a lo largo del día.
3. **Lea las etiquetas**: Tenga en cuenta las listas de ingredientes y las etiquetas nutricionales para evitar los alimentos de alto índice glucémico y el exceso de aceites de semillas.
4. **Consulte con un proveedor de atención médica**: Si tiene restricciones dietéticas específicas o problemas de salud, consulte con su médico o un dietista registrado para desarrollar un plan de dieta personalizado.

Conclusión

La dieta es un factor poderoso para mantener y mejorar la salud del cerebro. Al incorporar alimentos ricos en vitamina E, ácidos grasos omega-3, antioxidantes y proteínas, evitando los alimentos de alto índice glucémico y los aceites de semillas, puede apoyar la función cognitiva y protegerse contra las enfermedades neurodegenerativas. Una dieta saludable para el corazón no solo beneficia a su sistema cardiovascular, sino que también promueve un cerebro más saludable. Tome decisiones dietéticas informadas para nutrir su cerebro y apoyar un envejecimiento saludable.

El consumo de alcohol es una parte común de la vida social para muchos, pero sus efectos en la salud del cerebro son significativos y multifacéticos. En este capítulo, exploraremos el impacto del alcohol en la función cognitiva, los riesgos asociados con el consumo excesivo de alcohol y las condiciones específicas relacionadas con el abuso de alcohol, incluido el síndrome de Wernicke-Korsakoff y la deficiencia de tiamina.

El alcohol y la función cognitiva

La moderación es clave cuando se trata del consumo de alcohol. Es aconsejable limitar la ingesta a no más de cinco bebidas por semana para minimizar el riesgo de deterioro cognitivo y enfermedades neurodegenerativas. El consumo excesivo de alcohol se ha asociado con varios efectos negativos en la salud del cerebro, incluido el deterioro de la función cognitiva, la pérdida de memoria y un mayor riesgo de demencia.

El alcohol afecta al cerebro al interrumpir los sistemas de neurotransmisores, que son esenciales para la comunicación entre las células cerebrales. El consumo crónico de alcohol puede provocar cambios estructurales en el cerebro, como la contracción de las regiones cerebrales responsables de la memoria y las funciones cognitivas. Con el tiempo, este daño puede contribuir al deterioro cognitivo y a un mayor riesgo de desarrollar demencia.

Los riesgos del consumo excesivo de alcohol

El consumo excesivo de alcohol se ha relacionado con varios problemas de salud que pueden afectar la función cerebral:

- **Deterioro cognitivo**: El consumo excesivo de alcohol a largo plazo puede provocar deficiencias cognitivas significativas, incluidos problemas con la memoria, la atención y la función ejecutiva.

- **Demencia**: El abuso crónico de alcohol es un factor de riesgo para desarrollar varias formas de demencia, incluida la demencia relacionada con el alcohol, que resulta del daño cerebral a largo plazo inducido por el alcohol.

- **Atrofia cerebral**: El consumo excesivo de alcohol puede provocar atrofia cerebral, caracterizada por una reducción del volumen cerebral, particularmente en las regiones involucradas en la memoria y el aprendizaje.

Síndrome de Wernicke-Korsakoff

El síndrome de Wernicke-Korsakoff es una afección neurológica grave que a menudo se asocia con el abuso crónico del alcohol. Se caracteriza por dos etapas distintas pero relacionadas:

1. **Encefalopatía de Wernicke**: Esta fase aguda implica confusión, ataxia (falta de coordinación voluntaria de los movimientos musculares) y oftalmoplejía (parálisis o debilidad de los músculos oculares). Es causada por una deficiencia de tiamina (vitamina B1), que es crucial para la función cerebral.

2. **Psicosis de Korsakoff**: Esta fase crónica sigue a la encefalopatía de Wernicke y se caracteriza por un grave deterioro de la memoria, que incluye amnesia anterógrada (dificultad para formar nuevos recuerdos) y confabulación (inventar historias para llenar los vacíos de memoria). La psicosis de Korsakoff también se asocia con la deficiencia de tiamina y puede ser el resultado del abuso prolongado del alcohol.

El papel de la tiamina en la salud del cerebro

La tiamina es una vitamina esencial que desempeña un papel crucial en el metabolismo cerebral. Es necesario para la conversión de la glucosa en energía, que es vital para la función de las células cerebrales. El consumo crónico de alcohol puede afectar la absorción y utilización de la tiamina, lo que conduce a una deficiencia de tiamina.

La deficiencia de tiamina puede provocar deficiencias neurológicas y cognitivas debido a su papel en el mantenimiento de una función cerebral saludable. Los síntomas de la deficiencia de tiamina incluyen confusión, problemas de memoria y deterioro de la coordinación. Asegurar una ingesta adecuada de tiamina a través de la dieta o suplementos es esencial para las personas que tienen antecedentes de consumo excesivo de alcohol.

Recomendaciones para el consumo de alcohol

1. **Moderación**: Limite el consumo de alcohol a no más de cinco bebidas por semana para reducir el riesgo de deterioro cognitivo y daño cerebral. La moderación ayuda a mantener la salud general del cerebro y reduce el riesgo de desarrollar afecciones relacionadas con el alcohol.

2. **Evite si está en riesgo**: Si tiene antecedentes de abuso de alcohol o corre el riesgo de tener problemas relacionados con el alcohol, es mejor evitar el alcohol por completo. Buscar apoyo y tratamiento para el abuso del alcohol puede ayudar a prevenir daños a largo plazo en el cerebro y la salud en general.

3. **Consulte a un proveedor de atención médica**: Si le preocupa su consumo de alcohol o su impacto en su salud, consulte con un proveedor de atención médica. Pueden brindar orientación sobre cómo reducir o eliminar el consumo de alcohol y abordar cualquier problema de salud relacionado.

Conclusión

El consumo de alcohol puede tener efectos significativos en la salud del cerebro, especialmente cuando se consume en exceso. Limitar la ingesta de alcohol a no más de cinco bebidas por semana y evitar el alcohol si tiene antecedentes de abuso puede ayudar a proteger contra el deterioro cognitivo y las enfermedades neurodegenerativas. Comprender los riesgos asociados con el alcohol, incluidas afecciones como el síndrome de Wernicke-Korsakoff y el papel de la deficiencia de tiamina, es crucial para mantener una salud cerebral óptima. Tome decisiones informadas sobre el consumo de alcohol para apoyar su bienestar cognitivo y su salud en general.

Mantener el cerebro comprometido y desafiado es un aspecto fundamental para mantener la salud cognitiva y prevenir el deterioro cognitivo. La actividad mental desempeña un papel crucial en el desarrollo de la resiliencia cognitiva y la promoción de la neuroplasticidad, la capacidad del cerebro para formar y reorganizar conexiones. Este capítulo explora la importancia de la estimulación mental, los tipos de actividades que desafían a tu cerebro y consejos prácticos para incorporar estas actividades a tu rutina diaria.

La importancia de la estimulación mental

La estimulación mental implica participar en actividades que requieren pensamiento activo, resolución de problemas y creatividad. Estas actividades desafían a tu cerebro y lo alientan a desarrollar y mantener nuevas conexiones neuronales. Se ha demostrado que participar en una variedad de tareas mentalmente estimulantes:

- **Mejorar la función cognitiva**: La estimulación mental regular puede mejorar la memoria, la atención y la función ejecutiva.

- **Promover la neuroplasticidad**: Desafiar al cerebro ayuda a estimular el crecimiento de nuevas células cerebrales y la formación de nuevas conexiones entre ellas.

- **Reducir el riesgo de deterioro cognitivo**: Participar en actividades mentalmente estimulantes puede ayudar a retrasar la aparición del deterioro cognitivo y reducir el riesgo de enfermedades neurodegenerativas.

Tipos de actividades mentales desafiantes

1. **Sudoku**: Los rompecabezas de Sudoku requieren pensamiento lógico y habilidades para resolver problemas. Involucran diferentes áreas del cerebro, incluidas las responsables del reconocimiento de patrones y la planificación estratégica.

2. **Ajedrez**: El ajedrez es un juego complejo que implica pensamiento estratégico, reconocimiento de patrones y toma de decisiones. Jugar al ajedrez desafía funciones cognitivas como la planificación, la previsión y la memoria.

3. **Rompecabezas**: Completar rompecabezas requiere razonamiento visual-espacial, atención al detalle y habilidades para resolver problemas. Esta actividad ayuda a mejorar la memoria visual y la flexibilidad cognitiva.

4. **Malabares**: Los malabares no son solo una habilidad física, sino también un desafío cognitivo. Requiere coordinación, concentración y la capacidad de procesar múltiples flujos de información simultáneamente. Los malabares pueden

mejorar la coordinación mano-ojo y estimular varias funciones cognitivas.

5. **Aprender nuevas habilidades**: Participar en habilidades nuevas y desafiantes, como aprender un nuevo idioma o instrumento musical, estimula los procesos cognitivos y promueve la salud del cerebro.

Evitar las tareas de memoria memorística

Si bien actividades como la lectura y los crucigramas son beneficiosas, es posible que no proporcionen suficiente desafío cognitivo por sí solas. La lectura, aunque intelectualmente estimulante, a menudo implica un procesamiento pasivo en lugar de una resolución activa de problemas. Los crucigramas pueden ser útiles para la memoria memorística, pero es posible que no involucren completamente procesos cognitivos como el pensamiento crítico y la resolución de problemas.

Para obtener beneficios cognitivos óptimos, incorpore actividades que requieran participación activa y procesos cognitivos complejos. Estas actividades estimulan diferentes áreas del cerebro y promueven la salud cognitiva general.

Incorporar la estimulación mental a tu rutina

1. **Mézclalo**: Incluye una variedad de actividades mentalmente estimulantes en tu rutina para desafiar diferentes funciones

cognitivas. Gira entre rompecabezas, juegos y aprende nuevas habilidades para mantener tu cerebro ocupado.

2. **Reserve tiempo**: Dedique tiempo regular cada semana a participar en actividades mentales. La constancia es clave para cosechar los beneficios cognitivos de la estimulación mental.

3. **Participar socialmente**: Participar en actividades grupales o juegos que impliquen interacción social. La participación social agrega una capa adicional de desafío cognitivo y puede mejorar la estimulación mental.

4. **Mantén la curiosidad**: Cultiva un sentido de curiosidad y un deseo de aprender. Explorar nuevos intereses, pasatiempos y temas mantiene tu cerebro activo y comprometido.

5. **Desafíate a ti mismo**: Elige actividades que superen tus límites cognitivos y requieran una resolución activa de problemas. Cuanto más desafiante sea la tarea, mayores serán los beneficios potenciales para la salud del cerebro.

Conclusión

La actividad mental es un componente vital para mantener la salud cognitiva y prevenir el deterioro cognitivo. Participar en tareas desafiantes, como Sudoku, ajedrez, rompecabezas y malabares, estimula la función cerebral y promueve la formación de nuevas conexiones neuronales. Evite confiar únicamente en tareas de memoria memorística y, en su lugar, incorpore una variedad de actividades mentalmente estimulantes en su rutina diaria. Al mantener tu cerebro activamente comprometido, apoyas la resiliencia cognitiva y la salud general del cerebro, allanando el camino para una mente más saludable y vibrante.

Capítulo 5: El poder de la actividad social para la salud del cerebro

El compromiso social no es solo un aspecto placentero de la vida, sino un factor crítico para mantener la salud cognitiva y el bienestar emocional. Mantenerse socialmente activo con amigos y familiares puede tener efectos profundos en su cerebro, ayudando a proteger contra el deterioro cognitivo y mejorar la salud mental en general. Este capítulo explora la importancia de la actividad social, su impacto en la función cerebral y consejos prácticos para mantenerse socialmente comprometido.

La importancia del compromiso social

La actividad social implica interactuar con otros, compartir experiencias y construir relaciones. Proporciona apoyo emocional, estimula los procesos cognitivos y fomenta el sentido de pertenencia. Se ha demostrado que la interacción social regular:

- **Mejorar la función cognitiva**: Participar en actividades sociales estimula varias funciones cognitivas, como la memoria, la atención y la resolución de problemas. Las interacciones sociales a menudo implican una comunicación compleja, que desafía al cerebro y promueve la resiliencia cognitiva.

- **Reducir el riesgo de deterioro cognitivo**: Los estudios han encontrado que mantener fuertes conexiones sociales se asocia con un menor riesgo de deterioro cognitivo y enfermedades neurodegenerativas. La participación social ayuda a mantener el cerebro activo y puede retrasar la aparición de deficiencias cognitivas.

- **Mejorar el bienestar emocional**: Las conexiones sociales brindan apoyo emocional y reducen los sentimientos de soledad y depresión. Las interacciones sociales positivas contribuyen a la salud mental general y a la calidad de vida.

El impacto de la actividad social en la salud del cerebro

1. **Estimulación cognitiva**: Las interacciones sociales implican conversaciones, toma de decisiones e intercambios emocionales, que estimulan varias áreas del cerebro. Estas interacciones requieren procesos cognitivos como el recuerdo de la memoria, la atención y las habilidades lingüísticas, que contribuyen al mantenimiento de la función cognitiva.

2. **Apoyo emocional**: Las conexiones sociales ofrecen apoyo emocional durante los momentos difíciles, lo que ayuda a reducir el estrés y la ansiedad. Los niveles más bajos de estrés se asocian con una mejor salud cognitiva y pueden

mitigar los efectos negativos del estrés crónico en el cerebro.

3. **Sentido de pertenencia**: Ser parte de una red social fomenta un sentido de pertenencia y propósito. Sentirse conectado con los demás puede mejorar la motivación y la participación en las actividades diarias, promoviendo el bienestar mental general.

Consejos prácticos para mantenerse socialmente activo

1. **Programe actividades sociales regulares**: Trate de pasar tiempo con amigos o familiares al menos tres veces a la semana. Las interacciones sociales regulares ayudan a mantener conexiones sólidas y proporcionan beneficios cognitivos y emocionales continuos.

2. **Únete a grupos sociales o clubes**: Participa en grupos comunitarios, clubes u organizaciones que se alineen con tus intereses. Unirse a grupos brinda oportunidades para conocer gente nueva, participar en actividades significativas y establecer conexiones sociales.

3. **Participe en actividades grupales**: Involúcrate en actividades grupales como clases de ejercicios, clubes de lectura o grupos de pasatiempos. Las actividades grupales

ofrecen interacción social y estimulación cognitiva, al tiempo que le permiten perseguir intereses y pasiones.

4. **Manténgase conectado virtualmente**: Si las interacciones en persona no siempre son posibles, utilice la tecnología para mantenerse conectado con amigos y familiares. Las videollamadas, las redes sociales y las aplicaciones de mensajería pueden ayudar a mantener las relaciones y brindar apoyo emocional.

5. **Ofrézcase como voluntario o ayude a otros**: Ofrecerse como voluntario para servicios comunitarios o ayudar a otros puede proporcionar un sentido de propósito y fomentar las conexiones sociales. El voluntariado también ofrece oportunidades para la participación social y la estimulación cognitiva.

6. **Organice** reuniones: Organice reuniones sociales como cenas, noches de juegos o salidas. Organizar eventos brinda oportunidades para interacciones significativas y fortalece los lazos sociales.

Superar las barreras para la participación social

1. **Aborde las limitaciones físicas**: Si los problemas de movilidad o de salud limitan su capacidad para participar en actividades sociales, busque opciones accesibles. Adapta

las actividades a tus necesidades y explora alternativas que permitan la interacción social.

2. **Combate la ansiedad social**: Si la ansiedad social es una barrera, comienza con interacciones pequeñas y manejables y aumenta gradualmente tu compromiso social. Buscar el apoyo de un terapeuta o consejero también puede ayudar a abordar la ansiedad social y generar confianza.

3. **Crea oportunidades**: Si te encuentras sin conexiones sociales, toma la iniciativa de acercarte a los demás. Únase a grupos locales, asista a eventos y busque activamente oportunidades para construir nuevas relaciones.

Conclusión

La actividad social es un componente vital de la salud cerebral y el bienestar emocional. Al mantenerse socialmente comprometido con amigos y familiares al menos tres veces a la semana, apoya la función cognitiva, reduce el riesgo de deterioro cognitivo y mejora la salud mental en general. Acepta el poder de las interacciones sociales para nutrir tu cerebro y fomentar una vida satisfactoria y conectada.

El sueño juega un papel crucial en el mantenimiento de la función cognitiva y la prevención de enfermedades neurodegenerativas como la demencia. Establecer buenas prácticas de higiene del sueño no solo es esencial para un sueño reparador, sino también para apoyar la salud del cerebro y la resiliencia cognitiva. En este capítulo, exploraremos estrategias efectivas para crear hábitos de sueño saludables, optimizar su entorno de sueño y abordar las interrupciones comunes del sueño. Además, discutiremos la importancia de los estudios del sueño para identificar y manejar los trastornos del sueño que podrían afectar la salud cognitiva.

Establecer un horario de sueño constante

1. **Fije una hora para acostarse y despertarse**: La constancia es clave para la salud cognitiva. Establezca una hora regular para acostarse y despertarse, y cúmplala todos los días, incluidos los fines de semana. Esto ayuda a regular el reloj interno de tu cuerpo y mejora la calidad de tu sueño. Evita que tu horario de sueño fluctúe con frecuencia.

2. **Evite tomar siestas durante el día**: Las siestas diurnas pueden interferir con el sueño nocturno y la función cognitiva. Si necesita tomar una siesta, hágala breve, idealmente de 30 a 45 minutos, y evite tomar siestas tarde

en el día para evitar interrupciones en su descanso nocturno.

1. **Evite el alcohol de 4 a 6 horas antes de acostarse**: Si bien el alcohol inicialmente puede ayudarlo a conciliar el sueño, puede interrumpir su sueño más tarde a medida que sus efectos desaparecen. Trate de evitar el alcohol en las horas previas a la hora de acostarse para evitar alteraciones en su ciclo de sueño y apoyar la función cognitiva.

2. **Abstente de consumir cafeína 12 horas antes de acostarte**: La cafeína puede permanecer en su sistema durante horas y puede afectar su capacidad para conciliar el sueño y permanecer dormido. Limite la ingesta de cafeína, que se encuentra en el café, el té y muchos refrescos, al menos 12 horas antes de la hora planificada de acostarse para evitar afectar su sueño y su salud cognitiva.

3. **Evite los alimentos pesados, picantes o azucarados de 4 a 6 horas antes de acostarse**: Estos alimentos pueden causar molestias e interrumpir el sueño. Opte por una dieta ligera y equilibrada por la noche para garantizar un sueño ininterrumpido y apoyar una función cerebral óptima.

4. **Haga ejercicio regularmente, pero no justo antes de acostarse**: El ejercicio regular ayuda a mejorar el sueño y la salud cognitiva. Sin embargo, el ejercicio vigoroso cerca de la hora de acostarse puede hacer que sea más difícil conciliar el sueño. Trate de completar su rutina de ejercicios unas horas antes de acostarse para permitir que su cuerpo se relaje.

Crear un entorno propicio para el sueño

1. **Use ropa de cama cómoda**: Asegúrese de que su colchón y almohadas sean cómodos y de apoyo. La ropa de cama incómoda puede impedir un sueño reparador, así que haga los ajustes necesarios para mejorar su entorno de sueño.

2. **Encuentre la temperatura adecuada**: Un dormitorio fresco y bien ventilado es ideal para dormir. Experimente con diferentes configuraciones de temperatura para encontrar lo que le resulte más cómodo, ya que un entorno de sueño óptimo apoya la salud cognitiva.

3. **Bloquee el ruido y la luz**: Minimice las distracciones manteniendo su dormitorio lo más silencioso y oscuro posible. Considere usar tapones para los oídos, una máscara para los ojos o máquinas de ruido blanco si es necesario para crear un ambiente ideal para dormir.

4. **Reserve la cama para dormir y tener relaciones sexuales**: Use su cama solo para dormir y realizar actividades íntimas. Evite usarlo para el trabajo u otras actividades para reforzar la asociación entre su cama y el sueño reparador.

Rituales y técnicas antes de dormir

1. **Pruebe un refrigerio ligero antes de acostarse**: Un refrigerio pequeño que incluya triptófano, como pavo o leche tibia, puede ayudar a dormir. Evite las comidas copiosas y los alimentos pesados antes de acostarse para evitar interrupciones.

2. **Practica técnicas de relajación**: Incorpora técnicas de relajación en tu rutina previa al sueño, como la respiración profunda, la relajación muscular progresiva o el yoga. Estas prácticas ayudan a calmar la mente y preparan el cuerpo para un sueño reparador.

3. **Maneje las preocupaciones antes de acostarse**: Evite llevar sus preocupaciones a la cama. Reserve un "período de preocupación" más temprano en el día para abordar sus inquietudes. Si te preocupas a la hora de acostarte, toma nota y guárdala para el día siguiente.

4. **Establezca un ritual antes de dormir**: Desarrolle una rutina relajante antes de dormir, como leer un libro o tomar un baño caliente. Las actividades constantes antes de dormir le indican a su cuerpo que es hora de relajarse y prepararse para descansar.

5. **Colóquese en su posición favorita para dormir**: Si no se duerme en 20 minutos, levántese de la cama y realice una actividad tranquila y no estimulante hasta que se sienta somnoliento. Evite ver televisión o usar dispositivos electrónicos durante este tiempo.

Manejo de la vigilia nocturna

Si te despiertas en medio de la noche y no puedes volver a dormirte en 15 a 20 minutos, levántate de la cama. Participe en una actividad tranquila y no estimulante, como leer un libro o tomar un baño. Evite las tareas exigentes o ver la televisión, ya que pueden alterar aún más su sueño y su salud cognitiva.

El impacto del tiempo de pantalla en el sueño

1. **Limite el uso de la televisión y la computadora antes de acostarse**: La luz de alta frecuencia de las pantallas puede interferir con su ritmo circadiano y dificultar la conciliación del sueño. Apague los dispositivos electrónicos al menos 1-2 horas antes de acostarse. Considera usar música u otras

técnicas relajantes si las encuentras útiles para conciliar el sueño.

Cuándo buscar consejo médico

Si sospechas de un trastorno del sueño, como la apnea del sueño, que puede incluir síntomas como ronquidos fuertes, asfixia o jadeo durante el sueño, somnolencia diurna excesiva o dificultad para permanecer dormido, busca atención médica. Los trastornos del sueño pueden afectar la salud cognitiva y aumentar el riesgo de demencia. Es posible que se recomiende un estudio del sueño para diagnosticar y abordar cualquier problema subyacente, asegurando que obtenga el sueño de calidad necesario para una función cognitiva óptima.

Conclusión

Una buena higiene del sueño es esencial para mantener una salud cognitiva óptima y prevenir enfermedades neurodegenerativas. Al establecer un horario de sueño constante, crear un ambiente cómodo para dormir e incorporar técnicas de relajación, puede mejorar la calidad de su sueño y apoyar la salud de su cerebro. Si experimenta dificultades persistentes para dormir o sospecha de un trastorno del sueño, busque orientación profesional para abordar cualquier problema subyacente y promover un sueño reparador y saludable.

Capítulo 7: Mantenerse libre de estrés para una salud cerebral óptima

El estrés crónico es un factor de riesgo importante para el deterioro cognitivo y los problemas de memoria. Manejar el estrés de manera efectiva es crucial para mantener la salud del cerebro y prevenir enfermedades neurodegenerativas. En este capítulo, exploraremos estrategias para reducir y manejar el estrés, destacando técnicas prácticas y cambios en el estilo de vida que pueden apoyar el bienestar mental y la función cognitiva.

Comprender el impacto del estrés crónico

El estrés crónico activa la respuesta de "lucha o huida" del cuerpo, que, cuando se prolonga, puede tener efectos perjudiciales en la salud del cerebro. La exposición continua a hormonas del estrés, como el cortisol, puede afectar la memoria y la función cognitiva, y contribuir a afecciones como la ansiedad y la depresión. Controlar el estrés es esencial para preservar la función cognitiva y la salud mental en general.

Técnicas efectivas de manejo del estrés

1. **Identifique y elimine los factores estresantes**: Comience por enumerar las fuentes de su estrés. Evalúe qué factores estresantes puede eliminar o minimizar. Abordar los factores estresantes manejables puede ayudar a reducir los niveles generales de estrés y mejorar su claridad mental.

2. **Delegar responsabilidades**: No dude en delegar tareas a otros cuando sea posible. Compartir responsabilidades puede aliviar su carga de trabajo y reducir el estrés. Esto es especialmente importante tanto en el ámbito personal como en el profesional, donde asumir demasiado puede llevar al agotamiento.

3. **Organízate**: La organización puede reducir significativamente el estrés. Mantén ordenados tus espacios de vida y trabajo, crea listas de tareas y establece prioridades. Un entorno organizado ayuda a despejar el desorden mental y le permite concentrarse mejor, reduciendo la sensación de agobio.

4. **Baja tus estándares**: Apunta al progreso, no a la perfección. Esforzarse por alcanzar la perfección puede aumentar el estrés y provocar frustración. En su lugar, establece metas realistas y acepta la idea de que hacer lo mejor que puedes suele ser suficiente. Permítete cometer errores y aprender de ellos.

5. **Practica técnicas de respiración profunda y relajación**: Aprender a respirar profundamente puede activar la respuesta de relajación de tu cuerpo y reducir el estrés. Técnicas como la meditación, el yoga, la

biorretroalimentación, las imágenes guiadas y la relajación muscular progresiva pueden ayudar a calmar la mente y el cuerpo. Incorpore estas prácticas a su rutina diaria para manejar el estrés de manera efectiva.

6. **Programe tiempo personal**: Es crucial programar tiempo para usted, especialmente si es un cuidador o tiene un trabajo exigente. Asegúrese de dedicar al menos unos minutos al día a actividades que le gusten y que le resulten relajantes. Los cuidadores deben tratar de tener al menos tres días a la semana de tiempo libre personal para recargar energías y mantener su bienestar.

7. **Participe en pasatiempos y actividades**: Practicar un pasatiempo, una manualidad o un deporte puede ser una excelente manera de reducir el estrés y mejorar su estado de ánimo. Participar en actividades agradables no solo lo distrae del estrés, sino que también le brinda una sensación de logro y placer. Ya sea que se trate de jardinería, pintura, practicar un deporte o hacer manualidades, encuentre actividades que le brinden alegría y dedique tiempo a ellas con regularidad.

Creando un estilo de vida equilibrado

1. **Integre prácticas de alivio del estrés en la vida diaria**: Incorpore prácticas de alivio del estrés en su rutina diaria.

Reserve tiempo cada día para técnicas de relajación, pasatiempos o actividad física. Crear un estilo de vida equilibrado ayuda a manejar el estrés de manera más efectiva y apoya la salud mental y cognitiva en general.

2. **Busque ayuda profesional si es necesario**: Si encuentra que el estrés se está volviendo abrumador y está afectando su vida diaria, considere buscar ayuda de un profesional de la salud mental. La terapia, el asesoramiento o los grupos de apoyo pueden proporcionar estrategias valiosas y apoyo para controlar el estrés crónico.

3. **Mantenga una red de apoyo**: Rodéese de amigos y familiares que lo apoyen. Compartir sus experiencias y buscar el consejo de sus seres queridos puede brindar consuelo y reducir los sentimientos de aislamiento. Construir y mantener una red de apoyo sólida es vital para manejar el estrés y mantener la salud mental.

Conclusión

Controlar el estrés es esencial para preservar la función cognitiva y el bienestar general. Al identificar y abordar los factores estresantes, practicar técnicas de relajación y participar en actividades agradables, puede reducir el estrés y apoyar la salud del cerebro. Integrar estas estrategias en su vida diaria ayuda a mantener un estilo de vida equilibrado y promueve la resiliencia mental. Si el estrés se vuelve inmanejable, busque ayuda profesional para asegurarse de que está tomando medidas efectivas para apoyar su salud mental y función cognitiva.

Capítulo 8: La importancia de los chequeos médicos regulares para una salud cerebral óptima

Mantener chequeos médicos regulares es una piedra angular para preservar la función cognitiva y la salud general del cerebro. Muchas afecciones que pueden afectar la función cerebral son manejables o reversibles si se identifican a tiempo. En este capítulo, exploraremos la importancia de los exámenes médicos de rutina, el impacto de las afecciones médicas comunes en la salud del cerebro y la importancia de abordar los problemas de salud crónicos y reversibles.

El papel de los chequeos médicos regulares

Los chequeos médicos regulares son esenciales para identificar y controlar las condiciones de salud que pueden afectar la función cerebral. Las visitas de rutina a su proveedor de atención médica ayudan a garantizar que los posibles problemas se detecten temprano, lo que permite una intervención y un tratamiento oportunos. Este enfoque proactivo es crucial para mantener la salud cognitiva y prevenir enfermedades neurodegenerativas.

Condiciones clave que afectan la función cerebral

1. **Apnea del sueño**: La apnea del sueño es un trastorno común del sueño caracterizado por interrupciones repetidas de la respiración durante el sueño. Estas interrupciones pueden provocar un sueño fragmentado y una reducción de

los niveles de oxígeno, lo que afecta a la función cognitiva y la memoria. La apnea del sueño no tratada se ha relacionado con un mayor riesgo de deterioro cognitivo y demencia. Los chequeos regulares pueden ayudar a diagnosticar la apnea del sueño, y el tratamiento adecuado puede mejorar la calidad del sueño y la salud cognitiva.

2. **Presión arterial alta (hipertensión):** La presión arterial alta crónica puede dañar los vasos sanguíneos, incluidos los del cerebro. Esto puede provocar una reducción del flujo sanguíneo y un mayor riesgo de accidente cerebrovascular, deterioro cognitivo y demencia. El control y el control de la presión arterial a través de chequeos regulares y modificaciones en el estilo de vida pueden ayudar a proteger la salud del cerebro.

3. **Diabetes**: La diabetes, especialmente cuando está mal controlada, puede tener efectos significativos en la salud del cerebro. Los niveles altos de azúcar en la sangre pueden provocar inflamación y daño a los vasos sanguíneos, lo que aumenta el riesgo de deterioro cognitivo y demencia. Los chequeos regulares son cruciales para controlar la diabetes de manera efectiva y reducir su impacto en la función cerebral.

4. **Deficiencia de tiroides**: El hipotiroidismo, o una tiroides hipoactiva, puede causar problemas de memoria, fatiga y deterioro cognitivo. La función tiroidea se puede evaluar a través de análisis de sangre de rutina durante los chequeos médicos. El tratamiento de las deficiencias tiroideas a menudo puede mejorar los síntomas cognitivos y la función cerebral en general.

5. **Deficiencia de vitamina B12**: La vitamina B12 es esencial para mantener saludables las células nerviosas y la función cognitiva. La deficiencia de esta vitamina puede provocar pérdida de memoria, confusión y otros problemas cognitivos. Los chequeos regulares pueden ayudar a identificar deficiencias vitamínicas a través de análisis de sangre, y la suplementación puede ayudar a aliviar estos síntomas cognitivos.

6. **Deficiencia de vitamina D**: La vitamina D desempeña un papel crucial en la salud del cerebro, influyendo en la función cognitiva y el estado de ánimo. La deficiencia de vitamina D se ha relacionado con un mayor riesgo de deterioro cognitivo y depresión. Los chequeos regulares pueden identificar los niveles bajos de vitamina D a través de análisis de sangre. Abordar las deficiencias a través de

suplementos o cambios en la dieta puede apoyar la salud cognitiva y el bienestar general.

Ciertas condiciones y deficiencias que afectan la memoria y la función cognitiva son reversibles con el tratamiento adecuado. Identificar y abordar estos problemas a través de evaluaciones médicas periódicas puede prevenir o mitigar la pérdida de memoria y el deterioro cognitivo:

1. **Trastornos de la tiroides**: Las pruebas regulares de la función tiroidea pueden detectar hipotiroidismo o hipertiroidismo, los cuales pueden afectar la función cognitiva. El tratamiento con reemplazo de hormona tiroidea puede mejorar los síntomas cognitivos asociados con estos trastornos.

2. **Deficiencias nutricionales**: Las deficiencias de nutrientes esenciales, como la vitamina B12 y la vitamina D, pueden afectar la salud del cerebro. Los análisis de sangre regulares pueden identificar estas deficiencias, y los ajustes dietéticos o los suplementos a menudo pueden revertir las deficiencias cognitivas relacionadas con las deficiencias de nutrientes.

3. **Efectos secundarios de los medicamentos**: Algunos medicamentos pueden afectar la función cognitiva. Si nota cambios en la memoria o las capacidades cognitivas después de comenzar a tomar un nuevo medicamento, hable sobre estas preocupaciones con su proveedor de atención médica. Ajustar la dosis o cambiar los medicamentos puede aliviar los efectos secundarios cognitivos.

Gestión proactiva de la salud

1. **Exámenes y pruebas regulares**: Asegúrese de someterse a exámenes y pruebas de rutina según lo recomendado por su proveedor de atención médica. Estos pueden incluir análisis de sangre, mediciones de la presión arterial y evaluaciones de afecciones como la diabetes y la apnea del sueño. El monitoreo regular ayuda a detectar problemas temprano y permite una intervención oportuna.

2. **Siga los consejos médicos**: Siga los planes de tratamiento y las recomendaciones proporcionadas por su proveedor de atención médica. El manejo eficaz de las enfermedades crónicas y el tratamiento de las causas reversibles de los problemas cognitivos pueden tener un impacto significativo en la salud del cerebro y el bienestar general.

3. **Manténgase informado y comprometido**: Manténgase informado sobre sus condiciones de salud y participe activamente en su control. Participe en conversaciones con su proveedor de atención médica sobre cualquier cambio en su función cognitiva o nuevos síntomas. Ser proactivo en el cuidado de la salud puede conducir a mejores resultados y apoyar la salud cognitiva.

Conclusión

Los chequeos médicos regulares son vitales para mantener la salud cognitiva y prevenir afecciones que pueden afectar la función cerebral. Al abordar las enfermedades crónicas, identificar las causas reversibles de la pérdida de memoria y seguir los consejos médicos, puede apoyar la salud del cerebro y reducir el riesgo de deterioro cognitivo. La gestión proactiva de la salud a través de evaluaciones rutinarias garantiza que los posibles problemas se detecten a tiempo y se gestionen de forma eficaz, lo que contribuye al bienestar general y a una función cerebral óptima.

A medida que llegamos al final de este viaje a través de la salud del cerebro y el bienestar cognitivo, es hora de reflexionar sobre las ideas y estrategias que hemos explorado juntos. Nuestro objetivo ha sido brindarle recomendaciones prácticas y basadas en evidencia que puedan ayudarlo a mantener y mejorar su función cognitiva a medida que envejece. Al incorporar estas estrategias en su vida diaria, puede tomar medidas proactivas para apoyar la salud de su cerebro y mejorar su calidad de vida en general.

1. Adopte un enfoque holístico. Hemos discutido una variedad de estrategias, desde el ejercicio y la dieta hasta la estimulación mental, el compromiso social y la higiene del sueño. Cada aspecto juega un papel vital en el mantenimiento de la función cognitiva y la prevención de la neurodegeneración. Al adoptar un enfoque holístico, puede abordar múltiples facetas de la salud del cerebro simultáneamente, creando un plan integral que respalde su bienestar general.

2. Realice cambios en su estilo de vida gradualmente. La implementación de estas recomendaciones no requiere una revisión completa de su vida de la noche a la mañana. En su lugar, concéntrese en hacer cambios graduales que se ajusten a su rutina actual. Las mejoras pequeñas y consistentes pueden generar beneficios significativos a largo plazo. Comience con una o dos áreas en las que sienta que puede hacer cambios inmediatos e incorpore gradualmente más estrategias a medida que se sienta cómodo.

3. Prioriza el autocuidado. Cuidar la salud de tu cerebro es un acto de autocuidado que puede tener efectos profundos en tu vida en general. Priorice las actividades que reduzcan el estrés, mejoren las conexiones sociales y promuevan el bienestar mental y físico. Recuerde que el cuidado personal no es egoísta; Es esencial para mantener la salud y la calidad de vida.

4. Manténgase informado y comprometido. El campo de la salud del cerebro está en continua evolución, con nuevas investigaciones y conocimientos que surgen regularmente. Manténgase informado sobre los últimos desarrollos y esté abierto a ajustar sus estrategias a medida que haya nueva información disponible. Interactuar con fuentes confiables y profesionales de la salud puede ayudarlo a tomar decisiones informadas sobre su salud.

5. Busque orientación profesional. Si bien este libro proporciona recomendaciones generales, las necesidades individuales pueden variar. Consultar con profesionales de la salud para obtener asesoramiento y evaluaciones personalizadas es crucial. Los chequeos regulares, especialmente si tiene afecciones o síntomas existentes, pueden ayudar a identificar y abordar los problemas antes de que se conviertan en problemas significativos.

6. Celebre el progreso y manténgase positivo. Mejorar la salud del cerebro es un viaje que implica tanto éxitos como desafíos. Celebra tu progreso, por pequeño que sea, y mantente positivo con tus esfuerzos. Cada paso que das hacia una mejor salud es un paso hacia una vida más vibrante y satisfactoria.

En conclusión, el camino para optimizar la salud del cerebro y prevenir el deterioro cognitivo es multifacético y personal. Al integrar el ejercicio, una dieta equilibrada, el compromiso mental y social, el manejo eficaz del estrés y una buena higiene del sueño en su rutina diaria, sienta las bases para una mente más saludable y una vida más satisfactoria. Este libro no es solo una guía, sino un compañero en su viaje hacia un futuro más brillante y resiliente.

Gracias por unirse a mí en esta exploración de la salud del cerebro. Brindemos por su bienestar continuo y por una vida llena de vitalidad cognitiva y alegría.

www.ingramcontent.com/pod-product-compliance
Lightning Source LLC
Chambersburg PA
CBHW051709250726
48653CB00007B/2942